SITZUNGSBERICHTE DER SÄCHSISCHEN AKADEMIE
DER WISSENSCHAFTEN ZU LEIPZIG

Mathematisch-naturwissenschaftliche Klasse
Band 106 • Heft 3

ROLF EMMRICH

ZUR PROBLEMATIK DER LEBERZIRRHOSE

AKADEMIE-VERLAG • BERLIN
1964

BERICHTE ÜBER DIE VERHANDLUNGEN DER SÄCHSISCHEN AKADEMIE DER WISSENSCHAFTEN ZU LEIPZIG

(ab Band 107: SITZUNGSBERICHTE DER SÄCHSISCHEN AKADEMIE DER WISSENSCHAFTEN ZU LEIPZIG)

MATHEMATISCH-NATURWISSENSCHAFTLICHE KLASSE

Band 97

Heft 1 Prof. Dr. ERICH STRACK, Beobachtungen über den endogenen Anteil des Kot-Stickstoffs
24 Seiten – 8° – 1949 – DM 2,50 *(vergriffen)*

Heft 2 Prof. Dr. ERNST HÖLDER, Über die Variationsprinzipe der Mechanik der Kontinua
13 Seiten – 8° – 1950 – DM 2,75 *(vergriffen)*

Heft 3 Dr. H. GERSTNER / Dr. H. BAARK / Dr. H. GRAUL, Der Wechselstromwiderstand der Froschhaut
25 Seiten – 8° – 1950 – DM 2,75 *(vergriffen)*

Heft 4 Prof. Dr. HERBERT BECKERT, Existenz- und Eindeutigkeitsbeweise für das Differenzenverfahren zur Lösung des Anfangswertproblems, des gemischten Anfangs-Randwert- und des charakteristischen Problems einer hyperbolischen Differentialgleichung zweiter Ordnung mit zwei unabhängigen Variablen 42 Seiten – 8° – 1950 – DM 9,–

Heft 5 Prof. Dr. HERBERT BECKERT, Über quasilineare hyperbolische Systeme partieller Differentialgleichungen erster Ordnung mit zwei unabhängigen Variablen. Das Anfangswertproblem, die gemischte Anfangs-Randwertaufgabe, das charakteristische Problem
68 Seiten – 8° – 1950 – DM 14,50 *(vergriffen)*

Heft 6 Prof. Dr.-Ing. ENNO HEIDEBROEK, Das Verhalten von zähen Flüssigkeiten, insbesondere Schmierflüssigkeiten, in engen Spalten
Nachdruck – 40 Seiten – 24 Abbildungen – 8° – 1952 – DM 5,80 *(vergriffen)*

Heft 7 Prof. Dr. HANS SCHUBERT, Über eine lineare Integrodifferentialgleichung mit Zusatzkern
52 Seiten – 8° – 1950 – DM 9,25 *(vergriffen)*

Heft 8 Dipl.-Phys. HELMAR KRUPP, Bestimmung der allgemeinen Lösung der Schrödinger-Gleichung für Coulomb-Potential 28 Seiten – 8° – 1950 – DM 5,50 *(vergriffen)*

Band 98

Heft 1 Prof. Dr. WALTER SCHNEE, Über magische Quadrate und lineare Gitterpunktprobleme
48 Seiten – 8° – 1951 – DM 4,65 *(vergriffen)*

Heft 2 Prof. Dr.-Ing. ENNO HEIDEBROEK, Über die Beziehungen zwischen Schmierung und Verschleiß bei geschmierter Gleitreibung Nachdr. – 36 Seiten – 5 Abbildungen – 8° – 1954 – DM 2,75

Heft 3 Prof Dr.-Ing. e. h. KARL KEGEL, Der Salzstock Mirowo bei Provadia in Bulgarien
26 Seiten – 9 Abbildungen – 8° – 1951 – DM 3,– *(vergriffen)*

Heft 4 Prof. Dr. HERBERT BECKERT / Prof. Dr. HANS SALIÉ, Bemerkungen über die Verbiegung hyperbolisch gekrümmter Flächenstücke / Über Abels Verallgemeinerung der binomischen Formel 22 Seiten – 2 Abbildungen – 8° – 1951 – DM 2,25 *(vergriffen)*

Heft 5 Prof. Dr. ERICH STRACK, Die Dauerinfusion als Verfahren zur Erforschung des Kohlenhydratstoffwechsels des Tierkörpers 20 Seiten – 8° – 1952 – DM 2,– *(vergriffen)*

Band 99

Heft 1 Prof. Dr. HEINRICH BRANDT, Über das quadratische Reziprozitätsgesetz
18 Seiten – 8° – 1951 – DM 1,90 *(vergriffen)*

Heft 2 Prof. Dr. GEORG SPACKELER, Der Gebirgsdruck und seine Beherrschung durch den Bergmann
36 Seiten – 12 Abbildungen – 8° – 1951 – DM 1,65 *(vergriffen)*

Heft 3 Prof. Dr. ERNST DIEPSCHLAG, Die Anwendbarkeit der Regelungstechnik in der Hüttenindustrie
38 Seiten – 12 Abbildungen – 8° – 1952 – DM 3,90

Heft 4 Prof. Dr. ALBERT FROMME, Die Bedeutung der Entwicklungsgeschichte, besonders des Mesenchyms für die Klinik 24 Seiten – 8° – 1952 – DM 1,75 *(vergriffen)*

Heft 5 Dr. ROBERT BÖKER, Die Entstehung der Sternsphäre Arats
68 Seiten – 4 Abbildungen – 2 Falttafeln – 3 Tabellen – 8° – 1952 – DM 5,60

Band 100

Heft 1 Prof. Dr. HEINRICH BRANDT, Über Stammfaktoren bei ternären quadratischen Formen
24 Seiten – 8° – 1952 – DM 2,25

Heft 2 Dr. PAUL GÜNTHER, Zur Gültigkeit des Huygens'schen Prinzips bei partiellen Differentialgleichungen vom normalen hyperbolischen Typus 43 Seiten – 8° – 1952 – DM 5,–

Heft 3 Dr. ALFRED MÜLLER, Die Schaubarkeit in der Axonometrie
22 Seiten – 3 Falttafeln – 8° – 1952 – DM 3,–

In dem Sitzungsbericht der Sächsischen Akademie der Wissenschaften zu Leipzig, Mathematisch-naturwissenschaftliche Klasse, Band 106 · Heft 1

EGBERT SCHWARZ

Über experimentelle Untersuchungen und klinische Erfahrungen beim alloplastischen Ersatz von Blutgefäßen

wurde verabsäumt, auf die Quelle der Abb. 1 – 4 hinzuweisen.

Herr Prof. Dr. K. E. Loose, Direktor der Chirurg. Abteilung der Städt. Krankenanstalten Itzehoe, hat sie freundlicherweise dem Autor zum Abdruck zur Verfügung gestellt.

AKADEMIE-VERLAG · BERLIN

IV/2/14 203/4 PfG 02/64 900

SITZUNGSBERICHTE DER SÄCHSISCHEN AKADEMIE
DER WISSENSCHAFTEN ZU LEIPZIG

Mathematisch-naturwissenschaftliche Klasse
Band 106 · Heft 3

ROLF EMMRICH

ZUR PROBLEMATIK DER LEBERZIRRHOSE

Mit 4 Abbildungen und einer Tabelle

AKADEMIE-VERLAG · BERLIN
1964

Vorgetragen in der Sitzung vom 14. Oktober 1963
Manuskript eingereicht am 22. Oktober 1963
Druckfertig erklärt am 30. April 1964

Erschienen im Akademie-Verlag GmbH, Berlin W 8, Leipziger Straße 3–4

Lizenznummer: 202 · 100/572/64
Gesamtherstellung: IV 2 14 · VEB Werkdruck Gräfenhainichen · 2235
Bestellnummer: 2027/106/3 · ES 17 D, F 1 · Preis DM 1,85

Als zentrales Organ des Stoffwechsels erkrankt die Leber primär oder auch sekundär in verschiedenem Ausmaß und auch mit verschiedener Aktivität. Nachweislich nehmen die eigentlichen Leberkrankheiten seit den beiden Weltkriegen an Häufigkeit erschreckend zu, so daß die Hepatitis infectiosa (= epidemica) in einigen Ländern die häufigste Infektionskrankheit geworden ist. In etwa 10 % der Fälle entsteht daraus die chronische Hepatitis, in 2–3 % die Leberzirrhose, die allerdings auch andere Ursachen haben kann.

Die *Form* der Leber war schon im Altertum von Interesse. Von Opfertieren gewonnen, diente sie dem weissagenden Priester als ein Omen für die Zukunft. Eine griechische Vase zeigt den Priester, der die Leber eines Opfertieres dem Adrastus darbietet, bevor er in den Thebanischen Krieg zieht (Abb. 1).

Der Beginn einer Pathologie der Leber geht auf die klassische italienische Schule der Anatomen zurück, auf ANTONIO BENIVIENI („De abditis nonnullis ae mirandis morborum et sanationum causis" 1507) und vor allem auf GIOVANNI MORGAGNI und dessen berühmtes Werk „De sedibus et causis morborum per anatomem indagitis libri quinque" (1761). Damals stand die Morphologie im Mittelpunkt der Betrachtungsweise. Ende des 18. und zu Beginn des 19. Jahrhunderts trugen dann berühmte Ärzte der französischen wie der englischen Schule – LAENNEC, HODGKIN, BRIGHT – diese Erkenntnisse in die Krankensäle. Sie begründeten die *Klinik* der Leberkrankheiten, die später vor allem von EPPINGER in Wien wesentlich gefördert wurde.

Die Entwicklung verlief lange Zeit in der Weise, daß die *Pathologen* nahezu ausschließlich *Strukturproblemen* nachgingen, zumal die Zellularpathologie RUDOLF VIRCHOWS die Analyse der veränderten mikroskopischen und auch submikroskopischen Strukturen als berechtigte Grundlage weiterer Forschung erscheinen ließ. Eine Ausnahme unter den Pathologen machte der Oesterreicher KURT ROKITANSKY, der wohl über sorgfältige anatomische Beobachtungen verfügte, aber auch sah, daß bei vielen Krankheiten der anatomische Befund zu geringfügig war, um die Schwere der Krankheit zu erklären. ROKITANSKY nahm in seiner Krasenlehre die Chemie zu Hilfe, die allerdings die aufgeworfenen Fragen damals noch nicht beantworten konnte. Mit beißender Kritik lehnte VIRCHOW die Krasenlehre ROKITANSKYS ab, der seiner Zeit vorausgeeilt war. In seiner

Abschiedsrede 1875 führte ROKITANSKY aus: „Ich habe einem dringenden Bedürfnis meiner Zeit gemäß die pathologische Anatomie vor allem im Geiste einer die klinische Medizin befruchtenden Forschung betrieben und ihr auf deutschem Boden jene Bedeutung errungen, daß ich dieselbe meinen Zuhörern

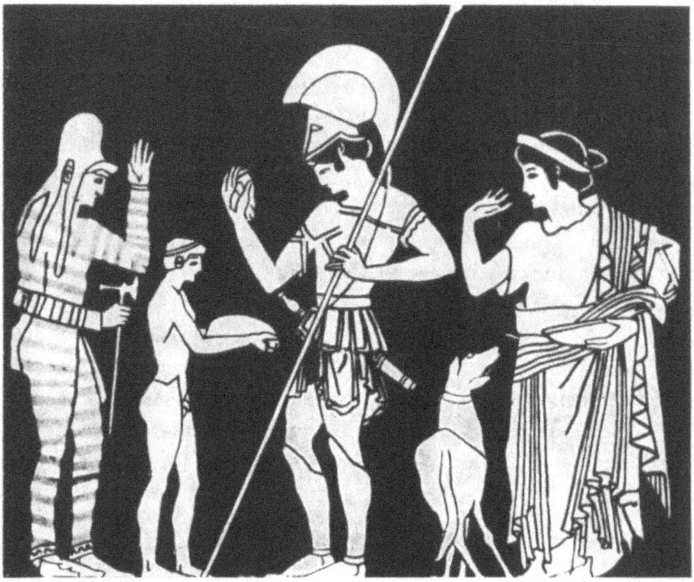

Abb. 1. Abbildung auf einer Griechischen Vase (s. Text)
(aus POPPER, H. u. F. SCHAFFNER: „Die Leber",
Georg Thieme Verlag, Stuttgart 1961)

als das eigentliche Fundament einer pathologischen Physiologie und als die elementare Doktrin für Naturforschung auf dem Gebiete der Medizin bezeichnen konnte" (nach SIGERIST). ROKITANSKY hat wohl als erster den Versuch unternommen, *anatomische Anschauungen* mit *humoralpathologischen* in Einklang zu bringen, seine angeführten Sätze haben auch heute noch ihre volle Gültigkeit.

Die *Klinik* nahm die neuen Erkenntnisse der pathologischen Anatomie wohlwollend auf, sie setzte diese geradezu voraus, wandte sich aber mehr und mehr der aufkommenden Physiologie und Pathophysiologie zu. So schrieb CARL AUGUST WUNDERLICH: „. . . . Die physiologische Begründung der Pathologie muß das Streben aller aufgeklärten Geister, muß die Aufgabe und Zukunft der Heilkunde sein". Waren diese Worte auch gegen die Naturphilosophie gerichtet, so hat WUNDERLICH in seiner späteren Leipziger Zeit daran festgehalten. Er wandte sich, wie auch GRIESINGER, besonders gegen pathologisch-anatomische Einseitigkeiten, die er vielfach in der Lehre VIRCHOWS erblickte. Dennoch würde man VIRCHOW Unrecht tun, wollte man nicht anerkennen, daß auch er eine „pathologisch-physiologische Klinik" forderte. Tatsache ist, daß die Klinik seit jener Zeit ihre Grundlagen mehr und mehr in der Physiologie und Pathophysiologie erblickte – und sich bewußt oder unbewußt von der Morphologie entfernte. Auf die nachfolgende medizin-historische Entwicklung sei nicht weiter eingegangen, zumal man heute bemüht ist, der Analyse in Morphologie und Physiologie eine klinische Synthese überzuordnen, wie sie FERDINAND HOFF in seinem Buche „Klinische Physiologie und Pathologie" anstrebt.

Der kurze historische Rückblick sollte dartun, daß die Fragen nach *Struktur* und *Funktion*, nach ihren Beziehungen zueinander, die Medizin schon so lange bewegen, wie sie den Anspruch auf Wissenschaftlichkeit erheben darf. Während für die Nieren und auch für das Herz Grundfunktionen und deren Störungen verhältnismäßig leicht zu erkennen sind und auch Beziehungen zur Morphologie dieser Organe unschwer ermittelt werden können, bereitet die Leber größere Schwierigkeiten. Obwohl eine kaum übersehbare Anzahl von Funktionsproben angegeben und empfohlen wurde, ist unser Wissen über die prüfbaren *Grundfunktionen* der Leber recht unvollkommen. Ein wesentlicher Fortschritt wurde erst in den letzten 10 Jahren erzielt, nachdem Laparoskopie und Leberbiopsie einerseits, das Verhalten der Bluteiweißkörper und die Enzymdiagnostik andererseits dem Kliniker zu jener Sicherheit in der Beurteilung des chronisch Leberkranken verhelfen, die für Prognose und Therapie unerläßlich ist.

Hervorstechende *pathologische Veränderungen* im hepatobiliären System sind der Ikterus, die Cholostase, Leberverfettung, Leberzelldegeneration und Nekrose, die Leberentzündung, Bindegewebsvermehrung (Fibrose, Sklerose) und die Zirrhose. Die zugehörigen pathophysiologischen Vorgänge spielen sich vorwiegend am Parenchym der Leber ab oder auch am Mesenchym bzw. an beiden Geweben. Kennzeichnend für die Parenchymschädigung ist die hepatozelluläre Degeneration bis zur Nekrose, für die mesenchymale Reaktion die chronische sklerosierende Entzündung. Der Pathologe findet das Krankhafte an der veränderten Form seines Untersuchungsgutes, der Kliniker in der Symptomatologie des Krankheitsbildes, in seinen klinischen Befunden und in dem, was Laborbefunde aussagen. Alle Erscheinungsweisen, morphologische Veränderungen wie gestörte Funktionen, sind Ausdruck der jeweils gleichen Krankheit, Ergebnisse einer speziellen Analytik, die im Denken des Arztes zur synoptischen Wertung drängen.

Die Pathologie der Leber bietet sich geradezu an, strukturelle wie funktionelle Veränderungen unter dem Aspekt neuer Forschungsergebnisse zu betrachten. *Die Laparoskopie* – Spiegelung des Bauchinnenraumes – und die *Leberbiopsie* – Ausstanzen eines kleinen Leberzylinders in vivo – ermöglichen der Klinik eine weit bessere Aussage über morphologische Veränderungen der Leber, als das vorher auf Grund von Sektionsbefunden möglich war. Der kleine ausgestanzte Gewebszylinder dient dabei verschiedenen Untersuchungstechniken: einmal der Strukturanalyse im histologischen wie im elektronenoptischen Bild, zum anderen auch der mikrochemischen Bestimmung zahlreicher Enzyme, der Aufstellung eines sog. Enzymmusters. Während KALK und seine Mitarbeiter die Enzymdiagnostik des Gewebszylinders bearbeiteten, wandten wir uns der Histochemie zu, um bei erhaltenen Strukturen des Gewebszylinders *Enzymaktivitäten* und ihre Lokalisation zu studieren.

Man weiß nicht, warum eine Hepatitis oder auch eine Cholangiohepatitis chronisch wird. Wohl gibt es hierüber einige Vorstellungen, Beweise liegen indessen nicht vor. Von Bedeutung sind die Beziehungen zwischen Leber-Parenchym und -Mesenchym. Noch bis vor wenigen Jahren wurde der Parenchymschaden als *der* entscheidende Faktor angesehen, in jüngster Zeit wird jedoch der Aktivität mesenchymaler Vorgänge besondere Beachtung geschenkt.

Nachdem lange Zeit die sogenannten Serum-Labilitäts-Reaktionen in der Leberdiagnostik als Funktionsteste der Leber galten, zweifelten wir an der Richtigkeit dieser Auffassung. Es lag nahe, die Veränderungen der Serum-Proteine, insbesondere eine Zunahme der γ-Globuline, in Verbindung mit der bindegewebigen Reaktion der kranken Leber zu sehen. Da die Leber Albumine bildet, konnte lediglich eine stärkere Hypalbuminämie Ausdruck einer gestörten Parenchymfunktion sein. Eine mäßige Hypalbuminämie braucht jedoch keine Leberfunktionsstörung zu bedeuten, da Albuminverminderungen relativ oder auch absolut bei der Reaktionskonstellation der chronischen Entzündung ganz allgemein anzutreffen sind. Mit einfacher Methodik fanden wir Korrelationen zwischen dem Ausmaß und der Intensität der proliferierend-sklerosierenden Entzündung einerseits und Bluteiweißveränderungen andererseits (EMMRICH und PETZOLD (I)). Für die chronische Entzündung charakteristisch ist die Zunahme der γ-Globuline, die in 95 % der Fälle nachzuweisen war (Abb. 2).

Als nächste Frage galt es zu klären, ob auch Korrelationen zwischen den Serum- bzw. Plasmaproteinen und den Leberproteinen bestehen. Zu diesem Zwecke wurden Tierversuche durchgeführt. Die Leberproteine normaler Kaninchen und mit Tetrachlorkohlenstoff geschädigter Tiere wurden fraktioniert untersucht (EMMRICH). Wie erwartet werden konnte, ergab sich eine bemerkenswerte Korrelation zwischen der kollagenhaltigen Fraktion der Leber und den im Serum relativ und absolut erhöhten γ-Globulin-Werten. Die Bestimmung des Hydroxyprolins in den isolierten kollagenhaltigen Fraktionen ergab einen Gehalt von 3 % bei den Kontroll-, von 3,7 % bei den Versuchstieren.

Histochemische Untersuchungen der Leberpunktate zeigten dann eindeutig, daß bestimmte Enzyme je nach den zugrunde liegenden Prozessen im Parenchym und im bindegewebigen Anteil verschiedene Aktivitäten aufweisen. Unterschiede ergeben sich aber auch im Hinblick auf das Bindegewebe selbst. Mein Mitarbeiter PETZOLD fand an der mit Tetrachlorkohlenstoff geschädigten Kaninchenleber im proliferierenden Mesenchym eine starke Aktivität der alkalischen wie auch der sauren Gewebsphosphatase, während beide Phosphatasen im „ruhenden" Bindegewebe nahezu fehlten.

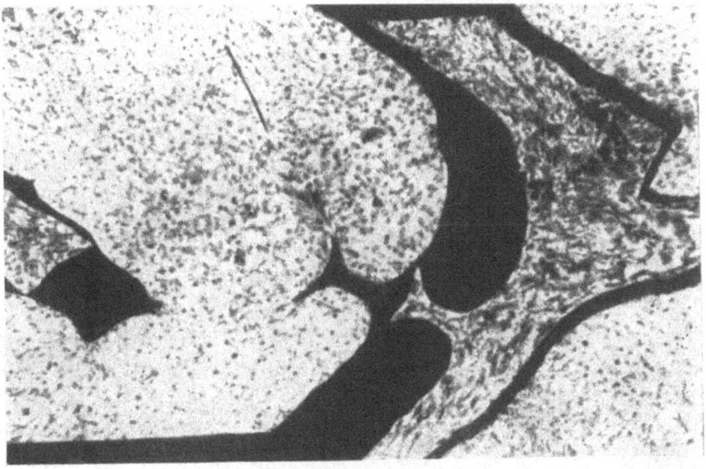

Abb. 2. Leberzirrhose. Parenchym- und Mesenchym-Anteile, nach einem Foto getrennt (aus R. EMMRICH und H. PETZOLD)

Ein Vergleich histochemischer Befunde am Menschen mit Veränderungen der Serumproteine ergab folgendes: Zwischen der Zytochromoxydase-, der Peroxydase-Reaktion und den Serumproteinen fanden sich ebensowenig Beziehungen wie zwischen der sauren Gewebsphosphatase und dem Bluteiweißbild. Dagegen wurde in Fällen mit chronischer Lebererkrankung, die eine Hyper-γ-Globulinämie aufwiesen, sehr häufig eine Zunahme der alkalischen Gewebsphosphatase beobachtet. Diese war ebenfalls vermehrt bei Cholostase, bei der Fettleber und der Cholangiohepatitis, auch dann, wenn eine Hyper-γ-Globulinämie nicht vorhanden war. Eine Korrelation der alkalischen Gewebsphosphatase zu den γ-Globulinen fehlt, wenn das sklerosierte Bindegewebe arm ist an Rundzellen und an Fibrozyten.

Weitere Untersuchungen galten der Frage nach den Beziehungen zwischen dem Ausfall enzymatischer Gewebsreaktionen im Parenchym und im Bindegewebe einerseits, dem Bromsulphaleintest und dem Elektropherogramm andererseits (EMMRICH und PETZOLD (II)). Eine verminderte Exkretion von Bromsulphalein gilt als Ausdruck einer Funktionsstörung des Leberparenchyms; auf die Bedeutung der Hyper-γ-Globulinämie wurde bereits hingewiesen.

Die Untersuchungen zeigten, daß die Enzymaktivitäten im Parenchym und im Bindegewebe sehr unterschiedlich anzutreffen sind. Das proliferierende zellreiche Bindegewebe ergibt starke Reaktionen, zellfreie oder zellarme mesenchymale Anteile sind in der Regel negativ. Besonders *enzymaktiv* sind *Parenchymbezirke* in unmittelbarer *Nähe* des *aktiven Mesenchyms*, ein Befund, der auf die engen Beziehungen zwischen Parenchym und Mesenchym hinweist. Zum Bromsulphaleintest bestehen Beziehungen nur bei starken Parenchymaktivitäten, jedoch nicht regelmäßig (Abb. 3 u. 4).

Besser noch als die Bromsulphalein-Exkretion weisen Erhöhungen der Serum-Glutamat-Oxalat-Transaminase (SGOT) und der Serum-Glutamat-Pyruvat-

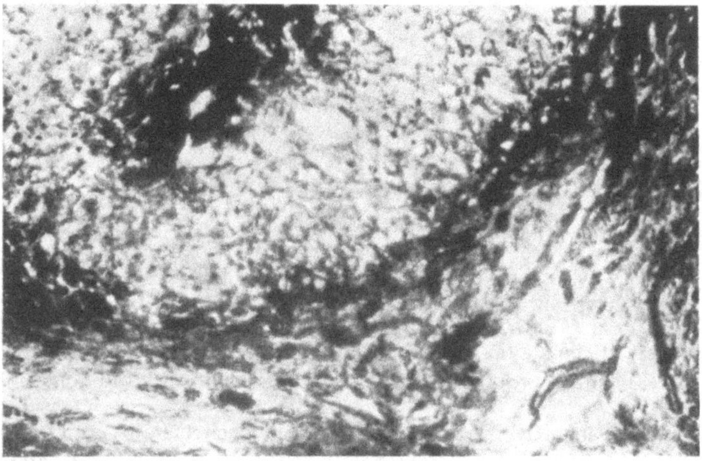

Abb. 3. Leberzirrhose. Alkalische Gewebsphosphatase, „Kampfzone" zwischen Parenchym und Mesenchym. in diesem Bereich starke Aktivität. Bindegewebe zum Teil ohne Aktivität

Transaminase (SGPT) auf einen Parenchymschaden hin, wenn andere Ursachen für eine Erhöhung dieser Enzyme ausgeschlossen sind. In einer weiteren Untersuchungsreihe untersuchten wir daher an Leberpunktaten von Kranken mit einer chronischen Hepatopathie die alkalische und die saure Gewebsphosphatase, die Lipase, Succinodehydrase und die Zytochromoxydase. Die Befunde wurden in Beziehung gesetzt zu den Serumtransaminasen, der Bromsulphalein-Exkretion und zu den Serumproteinen. Dabei zeigte sich, daß bei aktiven Leberzirrhosen eine Steigerung der Enzymaktivitäten der alkalischen wie der sauren Gewebsphosphatase im Parenchym mit pathologischen Lebertesten weitgehend parallel verläuft, bei der dekompensierten Leberzirrhose diese Aktivitäten aber nahezu fehlen. Die chronische Hepatitis ergibt nur in wenigen Fällen eine gesteigerte

Parenchym-Aktivität. Die Lipase-, Succinodehydrase- und die Zytochromoxydase-Aktivitäten sind weniger aufschlußreich.

Für die Klinik haben diese Untersuchungsergebnisse in mehrfacher Hinsicht Bedeutung:

1. Es ist begründet, von Parenchymtesten und von Mesenchymtesten zu sprechen: diese Teste haben enge Beziehungen zu histochemisch nachweisbaren Enzymaktivitäten im Parenchym bzw. im Mesenchym der chronisch kranken Leber.
2. Das Verhalten der Gewebsphosphatasen läßt prognostische Schlüsse zu, vor allem dienen sie als Gradmesser der Intensität des krankhaften Prozesses. Fehlt eine stärkere Enzymaktivität im Bindegewebe oder ist sie nur gering,

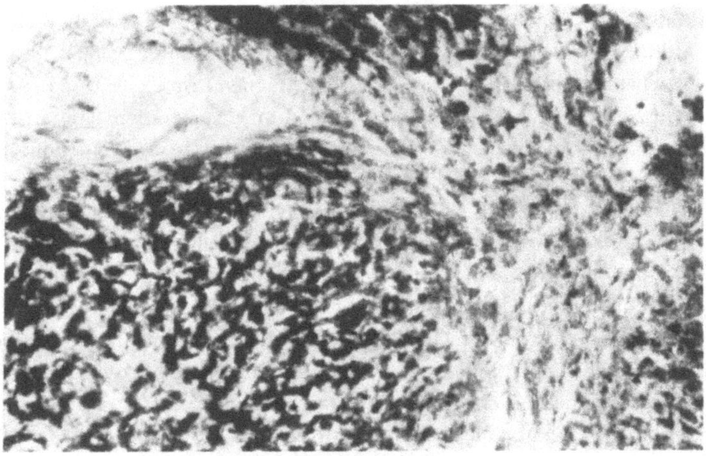

Abb. 4. Leberzirrhose. Saure Gewebsphosphatase. Aktivität im Parenchym. bindegewebiger Anteil ohne (links oben) und mit Aktivität

so kann auf einen wenig aktiven Prozeß geschlossen werden; fehlt sie im Parenchym oder ist sie nur wenig ausgeprägt, so sind prognostische Schlüsse kaum möglich.
3. Für die Chronizität der Hepatopathie ist in erster Linie die mesenchymale Reaktion verantwortlich; ihre Aktivität bestimmt das Fortschreiten des Prozesses. *Parenchymschäden* spielen eine Rolle in der *initialen* Phase, bei *dystrophischen* Schüben und in *Spätstadien*. Daraus ergeben sich Folgerungen für die Therapie.

Die Klinik begnügt sich heute nicht allein mit der Stellung einer Diagnose, vielmehr ist zu fordern, daß geeignete Untersuchungsmethoden auch Aussagen über die Krankheits-*Dynamik* gestatten. Nur auf diese Weise kann der Nutzeffekt therapeutischer Maßnahmen geprüft werden. Für die chronischen Leberkrankheiten ergibt sich hierbei als therapeutisches Ziel:

a) Besserung oder Normalisierung gestörter Funktionen des Leberparenchyms bzw. Erhaltung dieser Funktionen;
b) Hemmung der mesenchymalen Reaktion, Überführung der Aktivität in Inaktivität.

Entsprechend dieser Zielsetzung einer wirksamen Therapie sind auch die anzuwendenden therapeutischen Prinzipien unterschiedlich. Im folgenden soll nun darauf eingegangen werden, inwieweit mit der Kortikosteroidtherapie die mesenchymale Reaktion zu beeinflußen ist.

Klinische Beobachtungen sind hierbei *nicht eindeutig*. Wohl gelingt es, mit Cortison oder Cortison-Derivaten den Parenchymikterus der akuten Virushepatitis rascher abklingen zu lassen, ohne daß jedoch das morphologische Bild wesentlich beeinflußt wird. Demgegenüber gelingt es nicht, die chronische Hepatitis oder die aktive Leberzirrhose mit Sicherheit zur Abheilung zu bringen. Die Angaben der Literatur sind widersprechend, was zum Teil dadurch bedingt sein mag, daß jeweils nicht die gleichen Stadien behandelt werden und daß die Ätiologie in Kollektiven behandelter Fälle doch nicht immer dieselbe ist. Auf der einen Seite gibt es Fälle einer posthepatitischen oder cholangitischen Zirrhose, welche durch Steroid-Stoßbehandlung oder Steroid-Langzeitbehandlung günstig beeinflußt werden. Selbstverständlich müssen hierbei alle Kautelen und Gegenindikationen berücksichtigt sein. Andererseits gibt es Fälle, welche ungünstig beeinflußt werden, es kommt mitunter sogar zu einem rapiden Fortschreiten des krankhaften Prozesses und zu Komplikationen. Vorerst kann man so formulieren: In frühen Stadien ist ein Rückgang von periportalen Rundzellinfiltraten wenigstens möglich, in Spätstadien nicht. Man könnte ferner daran denken, daß es sich lediglich um ein quantitatives Problem der Beeinflussung handelt. In Wirklichkeit sind die zugrunde liegenden Vorgänge aber noch wenig übersichtlich.

Die einfache Formel, Cortison wirke im Sinne einer „Mesenchymbremse", besitzt nur bedingte Gültigkeit. Eine generelle Mesenchymhemmung läßt sich jedenfalls nicht nachweisen (STUDER u. a.). Im Zusammenhang mit unserer Fragestellung interessiert nun vor allem das Verhalten des natürlichen Steroidhormons Cortisol bzw. anderer Steroide im Stoffwechsel der Leber und auch des Bindegewebes. Cortisol ist das natürliche, in der Nebennierenrinde produzierte Glukokortikoid. Es wird im Stoffwechsel zunächst so verändert, daß die substituierten Gruppen oxydiert und reduziert werden, dann werden diese Metaboliten konjugiert und ausgeschieden. In der Leber wird Cortisol reduziert zum Tetrahydrocortisol und mit Glukuronsäure konjugiert.

Im Tierversuch sind nur noch die Nieren zu dieser Konjugation befähigt, wenn auch in geringem Ausmaß. Durch die Konjugation mit Glukuronsäure werden die Steroide wasserlöslich (Abb. 5 (BERLINER)). Die Metaboliten des Cortisols haben aber keine entzündungshemmende Wirkung mehr – mit einer Ausnahme: Cortison wirkt noch zu 1 77 so wie das Cortisol (DOUGHERTY und SCHNEEBELI).

Histochemisch betrachtet, üben die entzündungshemmenden Steroide ihre stärkste Wirkung auf die Fibroblasten aus, nur sehr gering auf andere Zellen des Bindegewebes. Auch radioautographisch konnte gezeigt werden, daß Fibroblasten $4C^{14}$ Cortisol und (oder) seine Metaboliten anreichern (DOUGHERTY und Mitarb.). Beobachtungen an lebenden Bindegewebszellen haben zu der Annahme geführt, daß im Zustand der Entzündung die Zellen aktiviert werden und Cortisol durch Stabilisierung der Zellmembran sie wieder in einen inaktiven Zustand überführt (EYRING und DOUGHERTY). Es spricht vieles dafür, daß der Grad der Entzündung durch autokatalytische Destruktion von Fibroblasten gesteigert wird, wobei die Zerstörung von Zellen zur Freisetzung von Entzündungsstoffen (Histamin, Serotonin u. a.) führt und diese wiederum andere Zellen zerstören. Die Kettenreaktion kann durch Cortisol unterbrochen werden, das die Resistenz einiger Fibroblasten erhöht. Die dann entstehenden epitheloiden *Fibroblasten* sind widerstandsfähiger.

Sicherlich wird Cortisol durch Fibroblasten metabolisiert, aber nicht mit Glukuronsäure konjugiert. Je geringer nun der Cortisol-Umsatz ist, um so größer ist die entzündungshemmende Wirkung; andererseits: Je mehr inaktive und irreversibel inaktive Produkte im Cortisol-Stoffwechsel entstehen, um so geringer ist die Zahl der aktiven Moleküle. Eine chronische Entzündung kann daher unterhalten werden durch Mangel an verfügbarem Cortisol oder durch eine Störung im Stoffwechsel der Fibroblasten (enzymatic defects, cofactor imbalances) oder auch durch beides (DOUGHERTY). Diese Theorie hat vieles für sich.

Der Cortisol-Effekt auf das Bindegewebe besitzt auch Bedeutung für die mesenchymale Reaktion der krankhaft veränderten Leber. Dabei ist zweierlei zu beachten: einmal die Metabolisierung der Steroide im aktiven proliferierenden Mesenchym, zum anderen die Metabolisierung im Parenchym, wo die Metaboliten des weiteren mit Glukuronsäure gekoppelt werden. Als wesentlich für die Leberpathologie ergibt sich, die Beziehungen dieser Vorgänge zueinander kennenzulernen. Meine Mitarbeiter PETZOLD und MEINCKE stellten Tierversuche an, um die Wirkung von 6-Methylprednisolon (Na-Salz des 6-Methylprednisolonhemisuccinates = Urbason) auf die Gewebsenzyme der mit Tetrachlorkohlenstoff erzeugten Fibrose der Leber zu untersuchen. Dabei zeigte sich:

1. Bei *gleichzeitiger* Gabe von Tetrachlorkohlenstoff und 6-Methylprednisolon wird die bindegewebige Proliferation der Kaninchenleber nicht verhindert. Die alkalische Gewebsphosphatase im Bindegewebe ist im Gegensatz zu nur CCl_4-Zufuhr negativ, die saure Gewebsphosphatase schwach positiv. Geringe Reaktion im Parenchym.

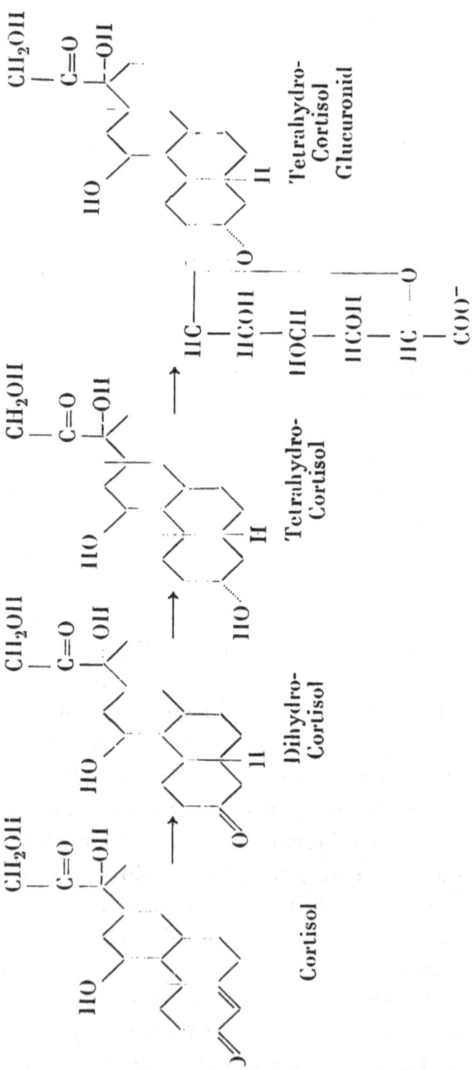

Abb. 5 Reduktion von Ring A und Konjugation eines Kortikosteroides

2. Wird 6-Methylprednisolon im *Anschluß* an die CCl_4-Schädigung gegeben, so ist die bindegewebige Proliferation hernach geringer, beide Gewebsphosphatasen sind im Bindegewebe negativ, im Parenchym schwach positiv.
3. In der *nicht* geschädigten Leber führt 6-Methylprednisolon zu einer *Verminderung* der Aktivität der sauren Gewebsphosphatase, der Zytochromoxydase und Succinodehydrase. Die Reaktionen der *alkalischen Gewebsphosphatase* und der *Lipase* sind *stärker* als bei Normaltieren. Diese Befunde beziehen sich auf das Parenchym, eine bindegewebige Proliferation bleibt bei der gewählten Dosierung von 6-Methylprednisolon aus (vgl. Tabelle 1).

Die angeführten Befunde lassen mehrere Schlußfolgerungen zu. Zunächst kann von einem nachhaltigen Steroid-Effekt auf das proliferierende Bindegewebe nicht gesprochen werden, solange die Noxe des CCl_4 einwirkt. Das deckt sich auch mit Befunden anderer Autoren. Fällt die Noxe fort, so kommt es unter 6-Methylprednisolon zu einer rascheren Hemmung der mesenchymalen Reaktion, als dem Rückgang der Veränderungen ohne Steroidbehandlung entspricht.

Wenn bei nicht geschädigter Leber unter 6-Methylprednisolon im Parenchym die Aktivität der alkalischen Gewebsphosphatase erhöht ist, so kann daraus auf eine Aktivierung des Stoffwechsels geschlossen werden – vielleicht nur einseitig zugunsten des Steroid-Metabolismus, da andere Gewebsenzyme, wie die Zytochromoxydase, die Succinodehydrase und auch die saure Gewebsphosphatase, die nach PEARSE als Indikator für die Mitochondrienaktivität gilt, eine herabgesetzte Aktivität ergeben. Längere Zeit durchgeführte Steroidtherapie allein hat demnach an der gesunden Leber eine Disproportionierung der Enzymaktivitäten in den Parenchymzellen zur Folge. Wahrscheinlich wird – wie auch aus Beobachtungen von MAROS und Mitarb. hervorgeht – dadurch zudem die Regeneration von Parenchymzellen gehemmt. Diese ist bei der Leberzirrhose, wie auch in fortgeschrittenen Fällen der chronischen Hepatitis des Menschen, jedoch erforderlich, um die Leber insgesamt noch funktionstüchtig zu erhalten. Eine Steroid-Langzeittherapie bei schwergeschädigter Leber wird somit fragwürdig.

Der Deutung schwerer zugängig ist der Befund, daß – im Gegensatz zu den nur geschädigten Tieren – die alkalische Gewebsphosphatase im Bindegewebe negativ reagiert, wenn zugleich mit CCl_4 auch 6-Methylprednisolon gegeben wird, die bindegewebige Proliferation aber dennoch nicht aufgehalten wird. Hier kann vorerst nur gesagt werden, daß die einwirkende Noxe mit dem entzündungshemmenden Cortisol (= Steroid)-Effekt konkurriert und ihn nahezu ausschaltet oder wenigstens abschwächt – es wäre das eine Enzym-Disproportionierung in den aktivierten Fibroblasten. Die Steroidtherapie gewinnt daher praktisch einen ungenügenden Einfluß auf die mit Zellproliferation einhergehende mesenchymale Reaktion. Eine andere Vorstellung geht dahin, daß in den aktivierten Fibroblasten ein Stau an Steroid-Metaboliten entsteht, so daß die Fibroblasten kaum

Tabelle 1

	Zahl der Tiere	Bindegew. Proliferat.	Gewebs-umbau	Ver-fettung	Zytochrom-oxydase P	Zytochrom-oxydase B	alkal. Phosphat. P	alkal. Phosphat. B	saure Phosphat. P	saure Phosphat. B	Lipase P	Lipase B	Succino-dehydr. P	Succino-dehydr. B
I. a) 6 Wochen CCl_4	15	+	+ 9 Tiere	(+)	++		–	++	(+)	++	(+)	–	(+)	–
b) 6 Wochen CCl_4 *dann* 3 Wochen /	5	+	+	(+)	–	+	–	++	(+)	++	(+)	–	(+)	
II. 3 Wochen 6-Methylprednisolon	10				(+)	–	++		(+)	–	++		(+)	–
III. 6 Wochen *zugleich* CCl_4 + 6-Methylprednisolon	20	+	+ 5 Tiere	–	(+)		(+)	–	(+)	(+)	(+)		(+)	
IV. 6 Wochen CCl_4 *dann* 3 Wochen 6-Methylprednisolon	10	(+)	–	–	(+)		(+)		(+)		(+)		(+)	–

– nicht nachweisbar; (+) mäßig; + erheblich; P = Parenchym; B = Bindegewebe

noch wirksames Steroid aufnehmen. Der Grund für diesen Stau könnte die ungenügende Konjugation mit Glukuronsäure sein. Aus Versuchen mit $4C^{14}$ Cortisol geht hervor, daß Cortisol innerhalb von 40 Minuten nach der Injektion einen starken entzündungswidrigen Effekt hat und daß dann der Blut- und Gewebsspiegel an konjugiertem und nichtkonjugiertem Cortisol einen Gleichgewichtszustand erreicht. Deshalb weist hernach weniger als die Hälfte der gemessenen Radioaktivität eine Molekularform auf, die eine entzündungshemmende Wirkung hat (DOUGHERTY).

Fassen wir kurz zusammen, so ist nach den vorgelegten Befunden jede Therapie, auch die Behandlung mit Kortikosteroiden, hinsichtlich ihrer Einwirkung auf Struktur und Funktion des Leberparenchyms einerseits, des aktiven Mesenchyms der chronischen Entzündung andererseits sorgfältig zu prüfen. Die heute in der Klinik gebräuchlichen Leberfunktionsteste wie auch die Untersuchung des bioptisch gewonnenen Lebergewebes ermöglichen eine verfeinerte Diagnostik und eine bessere Beurteilung therapeutischer Prinzipien als früher. Viele Fragen, welche sich auf die Wechselbeziehungen zwischen Parenchym und aktiviertem Mesenchym, aber auch auf das Verhältnis Struktur und Funktion erstrecken, können wir zur Zeit nicht beantworten. Ich hoffe aber, gezeigt zu haben, daß die Problematik der Leberzirrhose wie auch der fortgeschrittenen chronischen Hepatitis weitgehend von der Pathologie des Bindegewebes her bestimmt wird.

In der derzeitigen Art der funktionellen Pathologie, insbesondere auch der für die Klinik so fruchtbaren Forschungen auf dem Gebiete der physiologischen Chemie und der Biochemie, erleben wir eine Renaissance der Morphologie. Gewiß ist es nicht so, wie BÜCHNER befürchtet, daß „die Morphologie als Methode sich in einem Katarakt von Stoffbewegungen aufzulösen droht". Vielmehr kommt es darauf an, den steten Fluß der Lebensvorgänge in Beziehung zur Strukturbildung und – unter krankhaften Bedingungen – zu Strukturveränderungen zu erkennen. Für den Kliniker ergibt sich hierbei noch immer die Frage, wie diese Vorgänge im günstigen Sinne beeinflußt werden können.

SCHRIFTTUM

BERLINER, D. „Inflammation and Diseases of Connective Tissue“. W. B. Saunders Comp., Philadelphia u. London 1961, p. 431.

BÜCHNER, F. zit. nach E. MÜLLER, Dtsch. med. Wschr. *87*, 2057 (1962).

DOUGHERTY, T. F. „Inflammation and Diseases of Connective Tissue“. W. B. Saunders Comp., Philadelphia u. London 1961, p. 449.

DOUGHERTY, T. F. and G. L. SCHNEEBELI Ann. New York Acad. Science *61*, 328 (1955).

DOUGHERTY, T. F., R. BIGLER, G. L. SCHNEEBELI and H. A. SALHANICK Ann. New York Acad. Science *64*, 466 (1956).

EMMRICH, R. Viertes Freiburger Symposion über Pathologie, Diagnostik und Therapie der Leberkrankheiten 1956, Springer-Verlag *1957*, 77.

EMMRICH, R. „Chronische Krankheiten des Bindegewebes“, 2. Aufl., VEB G. Thieme, Leipzig 1961.

EMMRICH, R. und H. PETZOLD (I). Dtsch. Arch. klin. Med. *202*, 303 (1955).

dies. (II). Acta Hepato-Splenol. *6*, 328 (1959).

dies. (III). Acta Hepato-Splenol. *9*, 253 (1962).

EYRING, H. and T. F. DOUGHERTY J. Amer. Scientist *43*, 457 (1955).

MAROS, I., C. HADNAGY, L. SERESS-STURM, M. CSIKY und J. KOVÁCS Internat. Zschr. Vitaminforsch. *31*, 303 (1961).

PEARSE, A. G. E. J. Clin. Pathol. *11*, 250 (1958).

PETZOLD, H. und K. MEINCKE Dtsch. Zschr. Verdauungskr. *22*, 150 (1962).

STUDER, H. Zschr. exper. Med. *121*, 287 (1953).

Fortsetzung von der 2. Umschlagseite

Heft 4 Prof. Dr.-Ing. ENNO HEIDEBROEK, Die Beziehungen zwischen Härte, Schmierung und Verschleißfestigkeit Nachdruck – 40 Seiten – 10 Abbildungen – 8° – 1954 – DM 3,40

Heft 5 Prof. Dr. ROBERT SCHRÖDER, Frauenheilkunde in Forschung und Praxis 22 Seiten – 8° – 1952 – DM 1,35

Heft 6 Dr. ROLF REISSIG, Die pandiagonalen Quadrate vierter Ordnung 54 S. – 8° – 1952 – DM 5,–

Heft 7 Prof. Dr. MAX ROBITZSCH, Die Erforschung der Atmosphäre, ihre Methodik und ihre Probleme 30 Seiten – 12 Abbildungen – 4 Kunstdrucktafeln – 8° – 1953 – DM 2,50

Band 101

Heft 1 Prof. Dr. KURT SCHWABE, Periodische Erscheinungen bei der anodischen Auflösung des Zinks 33 Seiten – 14 Abbildungen – 8° – 1954 – DM 3,–

Heft 2 Dr. UDO PIRL, Positive Lösungen einer nichtlinearen Integralgleichung 44 Seiten – 2 Abbildungen – 8° – 1953 – DM 4,–

Heft 3 Dr. JOACHIM FOCKE, Asymptotische Entwicklungen mittels der Methode der stationären Phase 2. unveränderte Auflage – 48 Seiten – 8° – 1957 – DM 4,80 *(vergriffen)*

Heft 4 Prof. Dr. HANS SALIÉ, Zur Verteilung natürlicher Zahlen auf elementfremde Klassen 26 Seiten – 8° – 1954 – DM 2,50

Heft 5 Prof. Dr.-Ing. ENNO HEIDEBROEK, Die Verantwortlichkeit des Ingenieurs 22 Seiten – 8° – 1954 – DM 1,–

Heft 6 Prof. Dr. HANS SCHUBERT / Dr. ERICH SCHINCKE, Zur Ermittlung von Unterschallströmungen mit der Transformationsmethode bei quadratischer Approximation der Adiabate 32 Seiten – 6 Abbildungen – 2 Tabellen – 8° – 1955 – DM 2,30

Heft 7 Dr. HELMUT SCHAEFER, Neue Existenzsätze in der Theorie nichtlinearer Integralgleichungen 40 Seiten – 8° – 1955 – DM 2,40

Band 102

Heft 1 Dr. PAUL GÜNTHER, Über einige spezielle Probleme aus der Theorie der linearen partiellen Differentialgleichungen zweiter Ordnung 50 Seiten – 8° – 1957 – DM 4,60 *(vergriffen)*

Heft 2 Prof. Dr. HANS SCHUBERT / Dr. ERICH SCHINCKE, Zum Konturproblem der Hodographenmethode im Unterschall 25 Seiten – 8° – 1957 – DM 2,20

Heft 3 Prof. Dr. FRANZ RUNGE, Über die Polymerisation ungesättigter organischer Verbindungen 13 Seiten – 1 Tabelle – 8° – 1957 – DM 1,–

Heft 4 Dr. VICTOR VÂLCOVICI, Une extension des liaisons non holonomes et des principes variationnels 39 Seiten – 8° – 1958 – DM 2,40

Heft 5 Dr. ROLF KLÖTZLER, Beiträge zur Theorie mehrdimensionaler Variationsprobleme mit geknickten Extremalen 72 Seiten – 8° – 1958 – DM 4,30

Heft 6 Prof. Dr. PAULA HERTWIG, Strahlenschäden und Strahlenschutz im zellulären Bereich 43 Seiten – 14 Abbildungen i. Text u. a. 4 Tafeln – 6 Tabellen – 8° – 1957 – DM 2,–

Heft 7 Prof. Dr. WILHELM TREIBS, Entwicklungslinien der organischen Chemie 25 Seiten – 8° – 1957 – DM 1,40

Band 103

Heft 1 Prof. Dr. GEORG SPACKELER, Über die Möglichkeit einer Lieferung von Magnesiumsulfat als Düngemittel seitens des Kalibergbaus der Deutschen Demokratischen Republik.
Prof. Dr. ANTON ARLAND, Magnesium im Landbau 38 Seiten – 1 Abbildung – 2 Landkarten – 8° – 1958 – DM 1,90

Heft 2 Prof. Dr. HEINRICH BREDT, Über den Tod. Eine naturwissenschaftliche Betrachtung 26 Seiten – 8° – 1958 – DM 1,10 *(vergriffen)*

Heft 3 Dr. HANS WUSSING, Über Einbettungen endlicher Gruppen 38 S. – 8° – 1958 – DM 2,50

Heft 4 Prof. Dr. ERNST NEEF, Über die Veränderlichkeit unserer geographischen Umwelt 19 Seiten – 8° – 1959 – DM 1,20

Heft 5 Prof. Dr. WOLFGANG LANGENBECK, Zur Biochemie der Spurenmetalle. Mit Diskussionsbeiträgen 16 Seiten – 4 Tabellen – 8° – 1959 – DM 1,–

Heft 6 Prof. Dr. HANS SCHUBERT / Dr. ERICH SCHINCKE, Die Berechnung einer zirkulationslosen Unterschallströmung um den Kreiszylinder mit der Hodographenmethode 42 Seiten – 12 Abbildungen – 4 Tabellen – 8° – 1959 – DM 4,20

Heft 7 Prof. Dr. PAULA HERTWIG, Anpassung, Vererbung und Evolution 35 Seiten – 14 Abbildungen – 8° – 1959 – DM 3,20

Band 104

Heft 1 Prof. Dr. KARL SCHMALFUSS, Über das Ausmaß der biologischen Bindung des elementaren Stickstoffs. Der Einfluß assimilierbarer Stickstoffverbindungen
19 Seiten – 2 Abbildungen – 6 Tabellen – 8° – 1960 – DM 1,35

Heft 2 Prof. Dr. ANTON LISSNER, Charakteristische Eigenschaften der Braunkohlen
20 Seiten – 10 Abbildungen – 3 Tabellen – 8° – 1960 – DM 2,–

Heft 3 Prof. Dr. FRITZ STATHER, Zur Charakteristik pflanzlicher und synthetischer Gerbstoffe und deren kombinierte Verwendung bei der Gerbung 19 Seiten – 8° – 1960 – DM 1,10

Heft 4 Prof. Dr. HEINRICH PRELL, Bemerkungen zur Geschichte der englischen Längenmaß-Systeme
74 Seiten – 3 Tabellen – 8° – 1962 – DM 4,90

Heft 5 Prof. Dr. OTT-HEINRICH KELLER, Zur Berechnung des Galois'schen Körpers und der Galois'schen Gruppe einer Gleichung in erträglich vielen Schritten 23 Seiten – 8° – 1961 – DM 2,–

Heft 6 Dr. ROLF KLÖTZLER, Die Konstruktion geodätischer Felder im Großen in der Variationsrechnung mehrfacher Integrale 84 Seiten – 1 Abbildung – 8° – 1961 – DM 7,–

Heft 7 Prof. Dr. ARTHUR SIMON, Gitteraufbau und Katalyse bei der Gasentschwefelung
21 Seiten – 16 Abbildungen – 8° – 1961 – DM 2,10

Band 105

Heft 1 Prof. Dr.-Ing. FRITZ OBENAUS, An der Grenze zwischen Hochspannungstechnik und Physik
19 Seiten – 14 Abbildungen – 8° – 1961 – DM 2,40

Heft 2 Prof. Dr. GEORG MERREM, Die klinisch-biologische Wertigkeit der Hirngeschwülste
23 Seiten – 7 Abbildungen – 2 Tabellen – 8° – 1962 – DM 1,90

Heft 3 Dr. ERICH SCHINCKE, Stetige schallnahe Potentialströmungen um eine Familie symmetrischer Profile mit abgerundeter Nase und ihre Grenzlinieneigenschaften
73 Seiten – 23 Abbildungen – 8° – 1963 – DM 8,90

Heft 4 Prof. Dr. WILHELM MAIER, Aus der analytischen Zahlentheorie 15 S. – 8° – 1963 – DM 2,–

Heft 5 Prof. Dr. WOLFGANG BUCHHEIM, Zur Theorie der geoelektrischen Erkundungsmethodik und Systematik der geoelektromagnetischen Effekte 40 S. – 2 Tabellen – 8° – 1964 – DM 4,30

Heft 6 Prof. Dr. WALTER BREDNOW, Christoph Wilhelm Hufeland, Arzt und Erzieher im Lichte der Aufklärung 25 Seiten – 8° – 1964 – DM 1,65

Heft 7 Dr. HARALD HILBIG, Existenzsatz für begrenzte Potentialströmungen mit Totwasser um ein vorgegebenes Hindernis 52 Seiten – 8° – 1964 – DM 5,20

Band 106

Heft 1 Prof. Dr. EGBERT SCHWARZ, Über experimentelle Untersuchungen und klinische Erfahrungen beim alloplastischen Ersatz von Blutgefäßen 22 S. – 11 Abbildungen – 8° – 1963 – DM 2,45

Heft 2 Prof. Dr. MANFRED GERSCH, Hormone als Regulatoren von Lebensvorgängen
24 Seiten – 12 Abbildungen – 8° – 1963 – DM 2,50

Heft 3 *Vorliegendes Heft*

Einzel- oder Fortsetzungsbestellungen durch eine Buchhandlung erbeten. Vor 1945 erschienene Berichte antiquarisch durch den Akademie-Verlag, Berlin, zum Teil noch lieferbar

AKADEMIE-VERLAG · BERLIN

FSC
www.fsc.org
MIX
Papier | Fördert
gute Waldnutzung
FSC® C083411

Zeitfracht Medien GmbH
Ferdinand-Jühlke-Straße 7
99095 Erfurt, Deutschland
produktsicherheit@kolibri360.de